AF299766

DE L'HÉMORRHAGIE

DANS LA

COMPRESSION D'ESMARCH

A LYON

PAR E. DUTRAIT

Interne des hôpitaux de Lyon.

———

Lu à la Société des Sciences médicales,

Dans la séance du 11 novembre 1874.

LYON

ASSOCIATION TYPOGRAPHIQUE

C. RIOTOR, rue de la Barre, 12

—

1875

DE L'HEMORRHAGIE

DANS LA

COMPRESSION D'ESMARCH

A LYON

Il y a un an et demi à peine (1), s'annonçait une méthode chirurgicale appelée à prendre place à côté des modifications les plus heureuses. Il ne s'agissait de rien moins que de supprimer l'effusion du sang dans la plupart des opérations. Les avantages de l'anémie chirurgicale sautaient aux yeux : réduction du nombre des aides, facilités d'opérer plus grandes, et parce que la compression est parfaite, ne se fatigue pas, et parce que plus de large reste au chirurgien ; enfin augmentation des chances de survie pour le patient, l'opération pouvant se parachever sans perte de sang notable. Bien au contraire, la compression, méthodiquement appliquée, permet de refouler vers le tronc tout le sang du membre à enlever, c'est-à-dire d'augmenter la quantité de liquide nutritif par rapport à la masse de tissus à entretenir, c'est-à-dire de réaliser une véritable transfusion.

(1) Avril 1873 : Exposé de la méthode par l'auteur; — Août 1873 : Analyse du procédé par Billroth ; différents journaux reproduisent cette note ; — Novembre 1873 : Demarquay, qui a vu opérer Esmarch, applique la méthode en Frauce. — Bientôt après le docteur Marduel donne un excellent exposé critique du principe d'Esmarch et de ses applications. (*Lyon Médical.* 4 et 18 janvier 1874.)

On comprend avec quel empressement fut accueilli le procédé d'Esmarch dès qu'il fut connu. A Lyon nos maîtres ne devaient pas rester en retard : dans tous les services nous avons pu voir le caoutchouc remplacer l'aide principal. Peut-être avons-nous un peu trop cédé à l'engouement qui s'attache à tout système nouveau. Tout d'abord on n'en a remarqué que les avantages incontestables ; c'était une ère nouvelle aussi féconde peut-être que la voie ouverte devant le praticien par les anesthésiques.

Maintenant qu'on possède un nombre de faits largement suffisant pour formuler un jugement motivé, il est bon de poser plusieurs questions de pratique importantes à résoudre. On doit examiner, par exemple : 1° si la méthode est bonne, puis si elle est quelquefois indispensable ; 2° si elle est applicable d'une manière indistincte à tous les cas, sinon dans quels cas elle donne les meilleurs résultats ; 3° si rien dans les suites de l'opération ne vient atténuer le bon résultat primitif.

Il ne nous appartient pas à nous de juger la méthode, le but que nous nous proposons est bien plus modeste. Appelé souvent auprès d'*ischémisés* qui perdaient du sang, nous nous sommes renseigné auprès de nos collègues, nous avons demandé l'appréciation des chefs de service, et nous sommes arrivé à cette conclusion que l'hémorrhagie s'est montrée ordinaire après la compression élastique. Cette complication a été signalée déjà, néanmoins nous avons cru intéressant d'en rechercher les causes, la fréquence, la gravité, d'indiquer quelles sont les circonstances qui semblent la favoriser, aussi bien que les moyens qui peuvent la prévenir.

Nous ne nous occuperons donc que de la dernière des questions énumérées tout à l'heure, et encore parmi les suites de l'ischémie ne prendrons-nous que l'hémorrhagie (1). Cet exposé, cependant, nous entraînera à baser sur la présence ou l'importance de la complication quelques indications sommaires de la méthode.

A. *Variétés d'hémorrhagies ; causes et mécanisme.*

L'hémorrhagie peut avoir lieu pendant un laps de temps très-étendu. Il importe, par conséquent, d'établir une division que nous ferons reposer sur le moment de l'apparition du sang. Cela nous permettra de grouper les causes et de ne rapporter à la méthode que ce qui lui appartient en propre.

Le sang se montre à trois époques bien distinctes : d'abord vers la fin de l'opération, au moment de l'hémostase (hémorrhagie immédiate) ; puis dans les vingt-quatre ou trente-six heures qui suivent l'opération (hémorrhagie précoce) ; enfin, au bout de plusieurs jours (hémorrhagie tardive).

Hémorrhagie immédiate. — Souvent au moment où l'on vient de lier l'artère principale, alors qu'on desserre graduellement la compression pour que le jet artériel indique les ligatures secondaires à placer, il arrive que la plaie est inondée par une nappe de sang considérable. Ce sang sort de tous les points à la fois ; on ne sait où prendre les vaisseaux qui donnent, et les ligatures que l'on établit diminuent à peine l'écoulement. Ce phénomène est sans importance, et l'expli-

---

(1) Les autres complications signalées sont : un aspect plus blafard de la plaie, une tendance moindre à se déterger, des gangrènes partielles, la phlébite, les embolies (Hybord), les paralysies (Langenbeck). Le cadre de ce mémoire ne nous permet pas d'insister sur ces différents points.

cation en est facile. On remarquera d'abord que le sang est veineux plutôt que rutilant, quoique le malade respire bien. Si alors, ainsi que bien des fois nous l'a fait remarquer M. Gayet, on lâche brusquement les derniers tours de bande, le sang noir s'arrêté, les artérioles seules continuent à saigner. Ce petit accident doit être attribué à la compression légère qui entrave le retour par les veines, tout en permettant l'accès du sang artériel.

Hémorrhagies tardives. — Nous réunissons sous ce nom toutes les pertes de sang qui surviennent après le premier jour. Les causes en sont multiples et variées ; d'abord l'indocilité du malade, des tractions intempestives sur les fils. On peut invoquer ensuite ou bien une maladie des artères (athéromasie, dégénérescence calcaire) qui en augmente la friabilité ; ou encore une maladie de la plaie, qui peut s'étendre aux parois vasculaires, les ulcères ; ou enfin une cachexie générale, qui empêche la production ou favorise la désorganisation du thrombus. Il est évident que nous n'avons pas à nous occuper ici de ce deuxième groupe d'hémorrhagies. Celles-ci, en effet, se montrent tout aussi souvent comme complication des opérations pratiquées avec la compression digitale.

Hémorrhagies précoces. — Restent les hémorrhagies bien plus fréquentes qui surviennent comme conséquence rapprochée de l'opération. Ici nous croyons le procédé d'ischémie directement en cause, puisque ce n'est que beaucoup plus rarement qu'on les rencontre dans d'autres circonstances.

Elles se produisent dans les vingt-quatre heures qui suivent le pansement, rarement plus tard, ordinairement au bout de trois à six heures. Leur caractère, à peu près constant, est de se présenter sous forme d'un suintement général,

rutilant, sans tendance à s'arrêter d'une manière spontanée,
Il n'est pas rare de rencontrer en outre les jets de petites
artères qui ont échappé à la ligature. Quel est le mécanisme
de ce suintement sanguin ? La question est intéressante, mais
elle est encore tout à fait du domaine de l'hypothèse.
Essayons de la soulever, sans prétention de donner la solution véritable.

Plusieurs explications peuvent être proposées ; voici les
deux qui nous semblent réunir le plus de probabilités. Lorsqu'on pratique une compression méthodique, compression
extrêmement énergique, chacun a pu s'en convaincre, on
vide à peu près complètement les vaisseaux ; leurs parois
internes s'adossent de telle sorte que leur lumière est effacée ;
il ne reste qu'une petite quantité de sang privé de mouve-
ment, qui humecte d'abord les parois, puis les agglutine
dans la position où elles se trouvent. Au moment où la
compression est enlevée, cette adhérence, favorisée par le
tassement des tissus, par l'inertie des muscles, oppose un
obstacle à l'écoulement sanguin. Cette barrière devient surtout efficace dans les petites artères où l'action du cœur
est affaiblie déjà à l'état normal. Après réveil complet,
les muscles réagissent, tiraillent dans la plaie ; en même
temps le traumatisme provoque une fluxion irritative considérable, la fièvre de réaction fait succéder une propulsion
cardiaque énergique à l'espèce de parésie provoquée par
l'agent anesthésique. Le sang cherche à se créer un passage ;
de proche en proche il écarte les lèvres appliquées des artérioles, il avance, il arrive au bord de la plaie, et comme il n'y
trouve pas de caillot véritable, il s'écoule sur les pièces du
pansement. On le voit, ce mode de production est tout à fait
mécanique, et l'apparition du sang est plus ou moins retardée

suivant que l'adhérence est plus ou moins solide, plus ou moins étendue.

Le second mode, que nous appellerons sthénique, est celui-ci : la compression énergique joint ses effets à ceux de l'irritation par l'air et l'instrument tranchant, pour porter au maximum l'excitation des vaso-moteurs. Ceux-ci réduisent au minimum la lumière du vaisseau : c'est le moment où se forme le thrombus, lorsque la compression employée permet l'accès du sang dans la partie du vaisseau en contact avec l'air ambiant.

Le spasme des nerfs vaso-moteurs persiste pendant un temps variable après la suppression du lien élastique. Aussi n'a-t-on souvent qu'un écoulement de sang insignifiant, et lorsqu'on a lié les grosses artères on néglige d'oblitérer les autres, soit qu'on ne les trouve pas, soit qu'elles donnent trop peu. L'hémostase semble suffisante, on applique le pansement. Mais bientôt la paralysie des vaso-moteurs succède comme toujours à leur action trop prolongée; la chaleur qui se développe dans la plaie favorise l'apparition et exagère la durée de cette paralysie. Comme le thrombus fait défaut, la voie reste ouverte au sang, qui se montre à différentes époques suivant l'épaisseur du pansement, son degré de compression, et surtout suivant les conditions individuelles. Quelquefois cette hémorrhagie est extrêmement précoce, nous l'avons vu traverser des couches épaisses de coton pendant le temps qui avait suffi à faire le pansement et à emporter le malade.

Si cette hémorrhagie ne présente souvent aucune tendance à s'arrêter spontanément, c'est sans doute parce qu'alors ne se trouvent plus réunis comme au moment de l'opération le ralentissement circulatoire, l'action du froid et le rétrécissement des vaisseaux. Les conditions opposées que réalise l'Esmarch expliquent pourquoi une hémorrhagie, dont la persistance a nécessité l'ablation de l'appareil, s'arrête par le seul fait du contact de l'air ou de l'application de quelques moyens assez insignifiants.

Tels sont les deux mécanismes qui nous ont semblé interpréter le mieux la production de l'hémorrhagie. Existent-ils séparément ou plutôt combinent-ils leur action ? Ou bien encore d'autres causes que celles que nous venons d'indiquer agissent-elles exclusivement dans certains cas, et se combinent-elles aux précédentes circonstances ? C'est ce que nous ne saurions décider, et ce que la discussion apprendra sans doute (1).

B. *Fréquence de l'hémorrhagie.*

Nous avons dit que l'hémorrhagie précoce était une complication ordinaire des grandes opérations faites à l'aide de la compression élastique. Nombre de faits prouvent que le mot ordinaire n'est pas une exagération, à Lyon au moins (2). Voici le résumé de la plupart des opérations du dernier semestre (méthode d'Esmarch seulement) :

(1) Parmi les autres mécanismes possibles, citons encore la fêlure, la rupture des vaisseaux athéromateux par le fait de la compression. La rupture vasculaire est attestée par quelques faits d'hémorrhagie, et surtout par l'infiltration sanguine en plaque, signalée aux abords de la plaie par quelques chirurgiens de Paris. Cette infiltration en plaques pourrait expliquer d'autres complications : l'aspect blafard et les gangrènes limitées par exemple.

(2) La manière d'appliquer l'appareil ne diffère de celle qu'Esmarch emploie lui-même qu'en ce que l'on remplace ordinairement le tube constricteur par plusieurs tours de la dernière bande maintenue en place.

Obs. 1. — Marie B..., 16 ans, salle Saint-Paul, 70. Résection du coude, hémorrhagie deux heures après l'opération, peu abondante mais très-persistante; au pansement du soir nous établissons de la compression et l'hémorrhagie s'arrête.

Obs. 2. — Rose P..., salle Saint-Paul, 77. Tumeur blanche; amputation de jambe; bandage fortement souillé. Nous n'avons pas vu la quantité de sang répandu sur les alèzes.

Obs. 3. — Reine R..., salle Saint-Paul, 79. Anévrysme traumatique de la jambe; incision de 18 centimètres; pansement compressif avec l'eau de Pagliari. Les tissus privés de sang depuis longtemps ne présentent aucune tendance à l'hémorrhagie. Suintement insignifiant.

Obs. 4. — Henriette H..., salle Saint-Paul, 51. Sarcome énorme de la jambe; ablation de la tumeur; pansement compressif; suintement notable.

Obs. 5. — Marie D..., salle Saint-Paul, 31. Epithéliome; amputation de jambe.

Obs. 6. — Jeanne P..., salle Saint-Paul, 16. Tumeur; amputation de jambe.

Obs. 7. — Pierre C..., salle Saint-Eucher, 12. Écrasement; amputation sus-condylienne; hémorrhagie grave; deux heures après, l'hémorrhagie persistant, nouvelles ligatures. — Ces trois derniers malades ont été opérés par M. Mollière, qui nous a donné quelques détails sur la modification au procédé d'Esmarch qu'il a employée dans ces trois cas. Nous nous proposons d'en reparler plus loin.

Obs. 8. — X..., salle Saint-Eucher, Amputation de jambe; vers la fin du pansement, nappe de sang. M. Fochier, qui a bien voulu nous communiquer cette observation, établit une compression circulaire. Vers quatre heures on enlève le lien constricteur, mais le sang revient et on doit refaire de la compression.

Obs. 9. — Ursule E..., salle Saint-Paul, 53. Amputation de jambe; hémorrhagie à quatre heures du soir; tamponnement à l'eau de Pagliari; à sept heures, nouvelle hémorrhagie; ligatures.

Obs. 10. — François M..., salle Saint-Joseph, 22. Traumatisme; amputation du bras; hémorrhagie abondante.

Obs. 11. — P..., salle Saint-Joseph, 12, avait subi une première amputation à la suite d'arrachement du bras par un engrenage. Le moignon ne pouvant se recouvrir (gangrène de la peau décollée en grande partie), le malade entre à l'Hôtel-Dieu. Désarticulation de l'épaule. Vers neuf heures du soir, malgré de nombreuses ligatures, hémorrhagie en nappe qui nécessite un nouveau pansement compressif vers neuf heures et demie.

Obs. 12. — D..., salle Saint-Louis, 27. Fracture esquilleuse; amputation de jambe; hémorrhagie très-grave au moment où on emportait le malade (à cinq heures du soir); ligatures. Pendant la nuit, nouvelle petite hémorrhagie qui traverse une couche épaisse de coton.

Obs. 13. — P..., salle Saint-Louis, 76. Amputation de jambe; hémorrhagie légère.

Obs. 14 (trois faits). — Salles Saint-Louis et Saint-Joseph. Une amputation et deux évidements; pas d'hémorrhagie ou suintement insignifiant.

Obs. 15. — Salle Saint-Philippe, 29. Amputation du bras; hémorrhagie; compression.

Obs. 16. — Salle Saint-Philippe, 5. Arthrite fongueuse; amputation de cuisse; hémorrhagie très-grave vers cinq heures du soir; mort le lendemain dans la journée.

OBS. 17. — Salle Saint-Philippe, 34. Désarticulation de Choppart; suintement insignifiant.

OBS. 18. — Salle Saint-Philippe, 32. Résection du coude ; pas de pansement hémostatique ; bandage silicaté. Au bout de deux heures, hémorrhagie très-grave ; compression qui semble arrêter le flux sanguin ; mais vers quatre heures, après diverses tentatives infructueuses, il faut poser de nouvelles ligatures ; anémie profonde ; mort le quatrième jour (1).

OBS. 19. — Benoît L..., salle Saint-Sacerdos, 28. Résection du coude ; hémorrhagie assez abondante , pansement hémostatique vers trois heures et demie.

OBS. 20. — Salle Saint-Sacerdos (premier service). Amputation de bras ; hémorrhagie persistante.

OBS. 21 (trois cas). Salle Saint-Sacerdos. Trois résections, une seule (du calcanéum) a été suivie d'une perte de sang dont la persistance a nécessité l'enlèvement du premier appareil.

OBS. 22 (deux cas). — Salle Saint-Sacerdos. Deux amputations, dont une de cuisse sans hémorrhagie, l'autre de jambe (J. 90) a déterminé un écoulement sanguin assez prolongé, mais qui s'est arrêté sans aucune intervention.

OBS. 23. — Nous avons réservé pour le dernier un fait qui nous semble significatif. B..., salle Saint-Louis, 38. Ecrasement par un wagon; amputation des deux cuisses. M. Létiévant a l'heureuse inspiration de pratiquer d'un côté

(1) Le docteur Jullien a eu l'obligeance de nous donner les détails suivants : P..., salle Sainte-Marthe, désarticulation du poignet ; sutures nombreuses et compression sans ligatures, hémorrhagie abondante vers la fin du pansement. On enlève les points de suture, on lie les vaisseaux; petite hémorrhagie en nappe quelque temps après.

l'Esmarch, de l'autre la compression digitale. Or, du côté ischémisé, opération plus longue à cause des soins apportés aux ligatures ; pansement fait identiquement de même que de l'autre côté, et cependant l'hémorrhagie a été considérable, tandis que l'autre cuisse n'a présenté qu'un suintement insignifiant.

Enfin, un de nos collègues a été témoin, à Montpellier, d'une hémorrhagie persistante, après une opération sur les articulations carpiennes. A ce propos M. le professeur Courty a déclaré que dans son service cette complication, soit immédiate, soit secondaire, était habituelle, et qu'il perdait ensuite le sang qu'il avait cru gagner par l'ischémie.

Résumons ces observations pour en tirer quelques conclusions : Nous avons pu réunir vingt-huit grandes opérations avec compression élastique (quelques faits, en petit nombre cependant, ont pu nous échapper, malgré le soin que nous avons mis à les recueillir, et ce doit être plutôt ceux dans lesquels la complication a fait défaut). Sur vingt-huit cas nous trouvons dix-huit fois perte de sang, et douze fois au moins l'écoulement a nécessité une intervention quelconque. Cette intervention dans presque la moitié des cas, sans compter les hémorrhagies légères qui se rencontrent dans toutes les méthodes, justifie, croyons-nous, le mot ordinaire pour qualifier la complication hémorrhagique.

Nous pouvons encore déduire de notre statistique ce renseignement, que toutes les opérations ne sont pas également suivies d'hémorrhagie. D'abord les amputations nous l'offrent plus souvent que les résections. Puis, parmi les amputations il faut distinguer celles qui ont pour but d'enlever un membre compromis par une arthrite, un néoplasme, de celles qui sont imposées par un traumatisme grave. Malgré la perte de sang antérieure, ou plutôt peut-être à cause de cette perte même (anémie brusque, défibrinisation), ce sont ces dernières qui sont le plus souvent suivies d'hémorrhagies. Ce fait signalé d'une manière générale est peut-être encore plus la règle à la suite de la compression élastique.

Dernièrement, M. D. Mollière a apporté à l'application de l'Esmarch la modification suivante : après avoir comprimé avec soin depuis l'extrémité du membre, M. Mollière arrête la bande au niveau du siége de l'opération, puis il pose une autre bande à quelques centimètres plus haut et termine comme à l'ordinaire. On ménage ainsi un espace plein d'un sang qu'on peut faire sourdre au moment des ligatures. Cela facilite singulièrement la recherche des artérioles et leur distinction d'avec les veines. Peut-être ce moyen favorise-t-il aussi l'oblitération vasculaire par un caillot. Le fait est que sur trois amputations pratiquées de cette manière, deux n'ont présenté aucune complication. C'est donc la proportion inverse de celle que nous exprimions naguère. Et encore la troisième opération, qui a eu une hémorrhagie très-grave, a été faite de nuit, par conséquent un vaisseau important a pu échapper à la ligature.

Notre statistique de Saint-Sacerdos est incomplète ; une partie de nos notes recueillies au moment des opérations ont été égarées. Dans le début les hémorrhagies y ont été aussi nombreuses que partout ailleurs, puisque M. Ollier a signalé à la Société de médecine (mai 1874) la fréquence de cette complication. L'opinion de M. Ollier sur la quantité de sang perdue se rapproche entièrement de celle que le professeur Courty exprimait à l'un de nos collègues. Si depuis quelque temps le nombre des hémorrhagies a sensiblement baissé à la salle Saint-Sacerdos, ces bons résultats doivent être attribués à la quantité de soins que prend M. Ollier, soins d'autant plus minutieux qu'il place les membres opérés sous le bandage ouato-silicaté. On sait que ce pansement favorise la production de l'hémorrhagie.

C. *Gravité de l'hémorrhagie (indications de la méthode).*

Dans les hôpitaux, où la surveillance est attentive, où les soins sont à portée, cette complication n'a pas les conséquences désastreuses qu'elle pourrait entraîner dans la pratique civile et surtout à la campagne. C'est une hémorrhagie *en nappe* qui ne s'annonce ordinairement par aucun phénomène bruyant, et c'est sa persistance plutôt que son intensité qui rend l'intervention nécessaire (1). Aucun fait ne nous a été signalé dans lequel l'hémorrhagie ait, par son intensité même, directement causé la mort. Deux de nos opérés sont morts après avoir présenté des hémorrhagies graves : quoique l'anémie fut profonde, l'issue fatale semble se rattacher au choc opératoire ou à la fièvre de suppuration, encore mieux qu'à l'effusion du sang.

Cependant une hémorrhagie consécutive au pansement est toujours chose fort ennuyeuse. Sans compter la perte de temps, sans compter même l'anémie dans un moment où le malade va avoir besoin de toutes ses forces pour fournir au travail de réparation, on se voit encore dans l'obligation d'enlever le premier appareil, souvent de couper les sutures, de tirailler la plaie. On peut ainsi empêcher la réunion par

(1) A moins qu'il n'y ait, comme dans plusieurs de nos observations, des artérioles assez volumineuses laissant écouler du sang.

première intention qu'on espérait dans une bonne partie de
la solution de continuité ; par conséquent suppuration plus
grave, plus prolongée. En second lieu, il faut compter avec
les mouvements du patient, qui n'est plus anesthésié : il est
souvent très-difficile d'aller chercher le vaisseau qui saigne,
rétracté comme il est au milieu des masses musculaires.
Enfin, d'après certaines théories on ouvre la porte aux mias-
mes apportés des malades voisins dans un moment où les
surfaces sans suppuration sont encore douées d'un pouvoir
absorbant énergique.

On doit établir, à propos de la gravité de l'hémorrhagie,
la même distinction qu'à propos de sa fréquence. Les amputations tiennent encore le premier rang. La multiplicité des
artères musculaires, l'étendue de la plaie perpendiculaire-
ment à la direction des vaisseaux, la rapidité de l'opération,
les exigences du pansement (pas de compression dans la
plaie, suture pour réunion immédiate), telles sont les causes
qui nous donnent la clé de cette fâcheuse prédominance. Les
conditions sont toutes différentes dans les autres grandes
opérations (résections, évidements, ablation de tumeurs, etc.).
Les incisions peuvent être très-étendues, mais on les pratique suivant l'axe ; les muscles sont respectés, l'opération
dure plus longtemps, et on peut la faire suivre d'un pansement hémostatique.

Nous trouvons donc le maximum de fréquence réuni au
maximum de gravité dans les amputations, c'est-à-dire dans
des opérations rapides essentiellement classiques, qui ne
laissent presque rien à l'imprévu, dans des opérations en un
mot où la compression digitale largement suffisante a toujours donné d'excellents résultats. Avec l'Esmarch une amputation est plus longue, plus laborieuse, soit à cause de

l'application, du déroulement de la bande, soit surtout à cause du temps à consacrer aux ligatures. L'expérience semble donc repousser le procédé dans cette classe d'opérations en ce qui concerne la médecine hospitalière tout au moins, si l'on ne veut s'astreindre à une foule de précautions minutieuses (1).

Nous ne prétendons point faire le procès à l'ischémie, nous reconnaissons au contraire les services immenses qu'elle peut rendre au chirurgien militaire comme au médecin de campagne (2). Nous affirmons son utilité dans les opérations de notre second groupe, parce que la compression digitale devient difficile, imparfaite en raison de la longueur du travail, parce que l'écoulement prolongé du sang cause autant de préjudice au patient que d'incommodité à l'opérateur dans ses recherches. Avec l'ischémie le chirurgien travaille littéralement à sec, il a ses mouvements plus libres : l'aide qui le gênait à la racine du membre peut être fructueusement employé ailleurs ; partant résultats plus prompts, plus certains.

Dans une certaine mesure, les limites de l'intervention chirurgicale semblent même avoir été reculées. C'est ainsi que nous avons vu M. Gayet pouvoir opérer un anévrysme

(1) Déjà en mars 1874, c'est-à-dire avec des faits antérieurs à ceux que nous rapportons, M. Gayet tirait d'un mémoire, présenté à la Société de médecine, des conclusions semblables à celles que nous lui avons vu exprimer plus nettement encore depuis, à savoir « que les résultats de l'anémie chirurgicale étaient bien meilleurs dans les opérations de conservation et de recherche que dans les amputations, où on peut fort bien s'en passer. » (*Lyon Médical*, 10 mai 1874.)

(2) Bien entendu qu'on doit alors prendre toutes les précautions sur lesquelles nous allons insister dans l'instant.

de l'axillaire à travers les nombreux organes de la région
(compression élastique sur la sous-clavière), pouvoir conserver
une jambe, siége d'un anévrysme diffus énorme. La jambe
avait 44 centimètres de tour, cette distension et l'anémie
qui en résultait rendaient la gangrène imminente. Déjà
il y avait de la crépitation gazeuse. Après l'ischémie, on
incise largement, on sort plus d'un litre de caillots, on
trouve les muscles disséqués, les os dénudés, le ligament
interosseux disparu. L'amputation semblait s'imposer. Comment trouver le vaisseau lésé dans ce fouillis d'organes dé-
déplacés ? Comment ensuite faire remplir cette excavation
prodigieuse, maintenue ouverte par les os de la jambe ? Une
idée surgit à laquelle M. Gayet s'arrête : il pratique la résection de 14 centimètres du péronée ; grâce à cela, il peut
aller à la recherche de l'artère tout à fait sur la paroi posté-
rieure, en lier les deux bouts non sans de grandes difficultés;
il peut ensuite rapprocher les parois de l'excavation et favo-
ciser la réunion. De l'avis du chirurgien-major, ces deux
opérations eussent été impossibles sans la méthode d'Esmarch.

A plus forte raison l'ischémie est-elle applicable à une
foule de petites opérations délicates, par exemple, les sutures
tendineuses, les ligatures artérielles, les ablations de séques-
tres, la recherche des corps étrangers. Ces opérations devien-
nent d'une simplicité merveilleuse quand le sang ne couvre
plus les tissus. On ne doit pas se préoccuper de l'hémorrhagie
consécutive qui est nulle ou insignifiante. C'est pour cette
dernière raison que nous n'avons cru devoir faire figurer dans
notre statistique aucune des nombreuses opérations de ce
groupe, que nous avons vu mener à bien. Qu'on nous per-
mette une dernière remarque : On a avancé, il y a peu de

temps, que la compression élastique produisait de l'anesthésie, pouvait, dans certains cas, remplacer l'éthérisation (1). Distinguons : Certainement si la compression est
très-énergique, longtemps maintenue (Lefort, Société de chi-
rurgie), elle finit par amener de l'anesthésie, mais ce n'est
qu'au prix de souffrances fort vives. On peut s'en faire une
idée en entourant sa main dans une bande élastique.

S'agit-il au contraire d'opérer rapidement, non-seulement
la compression n'a pas le temps d'anesthésier le membre,
mais l'hyperesthésie, qui précède toujours l'abolition du sen-
timent, coïncide avec l'opération, exagère les souffrances
causées par le couteau ou les explorations ; le tout sans préjudice pour la douleur pénible de la constriction. Ce résultat
est en rapport avec celui des expériences physiologiques de
Vulpian (2). Nous avons vu l'hyperesthésie durer plus de
vingt minutes et nécessiter une éthérisation secondaire. La
compression semble donc plutôt une indication de l'anesthésie qu'un succédané de ce moyen.

D. *Moyens de prévenir l'hémorrhagie.*

Si le chirurgien désire employer la méthode d'Esmarch
dans les opérations où elle donne les moins bons résultats,
une fois prévenu de la fréquence de cette complication, il
pourra ordinairement l'éviter par une série de petits moyens
que nous allons rapidement indiquer :

1° Faire la ligature de toutes artères décrites en anatomie.

(1) Les expériences tentées déjà par Billroth (Dr Marduel, *Lyon Médical*,
18 janvier 1874) n'ont donné aucun résultat pratique. Les tentatives nombreuses de Liégeard n'ont pas eu beaucoup plus de succès.

(2) Vulpian, Académie des sciences, 1855.

Ne donnent-elles pas? ce n'est pas une raison pour croire à une anomalie et s'épargner des recherches ;

2° Attendre assez longtemps après avoir posé les ligatures importantes, avant d'appliquer le pansement. Nous avons vu M. Ollier laisser son malade se réveiller peu à peu, faire quelque opération de courte durée, puis venir voir si l'hémostase était parfaite. La paralysie des vaso-moteurs a, par ce moyen, le temps de se manifester ;

3° On peut rendre cette paralysie plus rapide en se servant tout le temps d'éponges chaudes, qu'on maintient ensuite quelques instants appliquées sur la plaie ;

4° Si l'on trouve que ces moyens prennent trop de temps, on pourra se servir de la modification de M. Mollière. Deux fois déjà les résultats en ont été très-satisfaisants ;

5° Toutes les fois que la chose sera sans inconvénients pour les suites, le pansement aux bourdonnets de charpie imprégnés d'eau de Pagliari, puis fortement exprimés, donne une sécurité très-grande ;

6° Les artères médullaires donnent souvent, et quelquefois presque exclusivement, ne pas négliger alors l'amadou perchloruré ou un autre moyen analogue ;

7° Dans tous les cas il sera bon de pratiquer sur le membre une compression légère et méthodiquement appliquée ;

8° Comme des hémorrhagies ont eu lieu même avec toutes les précautions précédentes, on devra faire surveiller attentivement le malade pendant les premières heures. Il faut toujours se rappeler que cette hémorrhagie est insidieuse, surtout dans le pansement avec beaucoup de coton ; souvent la perte est déjà considérable lorsqu'on s'en aperçoit.

Auprès d'une malade qui saigne, la conduite ne diffère pas de celle à tenir dans les cas ordinaires. Nous tenons seulement à rappeler que bien des fois, dans des pertes sanguines qui semblaient devoir être rebelles, le simple contact de l'air, de l'eau froide a suffi pour faire tout rentrer dans l'ordre. On ne se pressera donc pas d'enlever les sutures, d'écarter les tissus, à moins qu'on aperçoive un véritable jet artériel.

Nota. — Au dernier moment, nous devons à l'obligeance de M. Fochier la communication d'un ouvrage nouvellement édité (Augier, *De l'anémie artificielle*, Paris), qui nous montre que ce n'est pas à Lyon seulement que l'ischémie se complique d'hémorrhagie. Nous avons donné quelques résultats de Montpellier, la complication a été signalée en Angleterre ; voici pour Paris : sur 24 observations, se trouvent 6 hémorrhagies secondaires, sans compter les pertes de sang au moment où, toutes ligatures faites, on enlève le lien constricteur. Ces proportions semblent s'éloigner beaucoup de celles que notre statistique accuse. Un peu d'analyse va rendre les résultats assez conformes.

Nous voyons un fait où l'Esmarch n'a pas été employé (23), un autre où après avoir appliqué une bande élastique uniquement pour refouler le sang d'un membre à désarticuler, on a fait la compression digitale pendant l'opération (14). Viennent ensuite deux ablations de phalanges pour maux perforants (7 et 8), une amputation du petit orteil (22), une ablation de gomme syphilitique (20), toutes opérations trop légères pour entrer dans la statistique. Restent enfin 4 ou 5 observations (dont trois précisément portent sur des amputations) communiquées en trois lignes par des collègues, simplement au point de vue de la guérison. On ne s'y préoccupe nullement de la perte de sang consécutive dont la présence ou l'absence sont signalées dans les reste des faits.

En tout 10 cas au minimum à éliminer. Eh bien! malgré la proportion d'opérations de notre second groupe, nous trouvons sur 14 opérations 6 hémorrhagies secondaires, plus 3 hémorrhagies immédiates notables, laissant de côté quelques suintements et une infiltration sanguine. Parmi les 6 hémorrhagies secondaires, il en est une qui ne saurait être attribuée à la compression d'Esmarch (à moins qu'on ne fasse intervenir la fêlure de l'artère principale, et sa rupture tardive, ce qui est rien moins que prouvé). Nous ne voulons pas davantage compter comme complication véritable l'hémorrhagie souvent très-abondante survenue dans le dernier temps de l'opération.

Pendant le temps qui s'est écoulé entre la lecture et l'impression de ce mémoire, le docteur Nicaise, agrégé de Paris, a publié un travail sur l'eschémie. Nous avons été très-heureux d'y constater des conclusions presque identiques aux nôtres au point de vue des applications de la méthode. De plus il insiste particulièrement sur les dangers de l'hémorrhagie consécutive qu'il a souvent observée, et dont on ne tient pas assez compte, dit-il, dans les observations. (*Gazette médicale*, 28 novembre 1874.)

www.ingramcontent.com/pod-product-compliance
Ingram Content Group UK Ltd.
Pitfield, Milton Keynes, MK11 3LW, UK
UKHW020144080726
13614UKWH00005B/2403